口唇口蓋裂児
学童期の理解のために
―先生へのお願い―

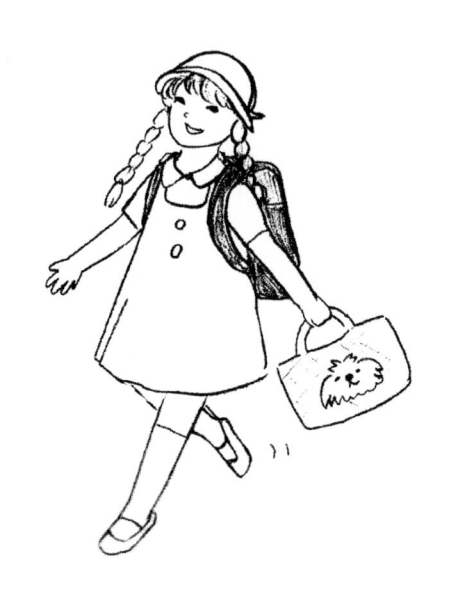

日本口唇口蓋裂協会　編

一般財団法人　口腔保健協会

はじめに

　私たち親は，口唇口蓋裂のわが子を初めて胸に抱いたとき，この子はミルクが飲めるだろうか。学校に通えるだろうか。普通に生活ができるだろうか。そして，幸せになれるだろうか。多かれ少なかれこんなことを考えました。そして，治療を続けてやっと小学校に入学。その時の感激は何と言い表せばわかっていただけるでしょうか。言葉が見つかりません。

　しかし，その感激は不安との同居を余儀なくされ，手放しに浸るわけにはいかないのです。その親の心をほんの少しわかっていただければと思います。

　口唇口蓋裂児の親として，長期に渡る治療期間中最も心配なことは，学業に影響を与えはしないか，友人から孤立したり，いじめられたりしないだろうか，という点です。

　この障害は500人に1人という比較的頻繁に見られる障害ですから，ある程度の期間教壇に立っていらっしゃる先生でしたら，1人は担任されたことがあるかと思います。たとえ担任はされたことがなくても隣のクラスや同じ学年にいたのではないかと思います。その多くの先生方は，さして取り立てて言うほどの問題があったかな，と頭をひねられているでしょう。そうです，大きな問題になることは少ないかもしれません。しかし，外見上(発音も含む)わかることですので，周囲の対応によっては精神的にも多大な影響を受けることがあります。そこで，先生方に口唇口蓋裂に関するより一層の理解をお願いしたいと考えています。だからといって特別な対応を望んでいるわけではありません。一言で言うなら，これは口唇口蓋裂児に限ることではないかもしれませんが，先生に子ども一人一人に触れてやってほしいということです。わずか数人のわが子の心も図りかねる時代にあって多くの子どもを一度に指導しなければならない先生方に，一人一人の子どもの心に触れて欲しいと言うのは難しいお願いであることはわかっています。しかし，子どもにとって先生は絶対です。先生に慈しまれた心は健全に育ち，その思い出はいつまでもその子の人生を彩ります。

　どうぞ先生方のお力をお貸し下さいますよう，よろしくお願い致します。

目　次

はじめに

Ⅰ．病気の原因と学童期の治療 ……………………………………5
1. 口唇裂とは ………………………………………………5
2. 口蓋裂とは ………………………………………………5
3. 原因は何でしょうか ……………………………………5
4. 学童期に行われている治療 ……………………………6
   （1）口唇裂の再手術 ……………………………………6
   （2）口蓋裂の再手術 ……………………………………6
   （3）むし歯と歯列矯正について ………………………8
   （4）骨移植 ………………………………………………8
   （5）中耳炎 ………………………………………………9

Ⅱ．先生へのお願い …………………………………………………10
1. 国語 ………………………………………………………10
2. 音楽 ………………………………………………………12
3. 給食 ………………………………………………………12
4. 学校生活の中で …………………………………………14

Ⅲ．現場の先生のお話から …………………………………………18
1. 小学校1年を担任された先生から ……………………18
2. 先生のお話から（その1） ……………………………20
3. 先生のお話から（その2） ……………………………20
4. その他 ……………………………………………………21

Ⅳ．子どもの作文から ………………………………………………22

Ⅴ．親の立場から ……………………………………………………23
1. 母親として ………………………………………………23
2. 父親として ………………………………………………26

おわりに

Ⅰ. 病気の原因と学童期の治療

1. 口唇裂とは

　人の顔は，お母さんのおなかの中で5～7週ごろ，いろいろな突起が（顔面を形成する部分）が組み合わされてつくられてきます。
　口唇裂とは，生まれてくるまでに唇をつくる突起がくっつかない状態をいいます。

2. 口蓋裂とは

　最初，赤ちゃんは，お母さんのおなかの中で鼻腔（はな）も口腔（くち）も，まだ境がありません。だいたい胎児の9週ごろに左右の口蓋突起がのびてきて，口蓋（上顎）がつくられます。
　口蓋裂とは，赤ちゃんが生まれてくるまでに上顎をつくる口蓋突起が最後までくっつかなかった状態をいいます。

3. 原因は何でしょうか

　一般に，口唇・口蓋裂は遺伝のみによっておこると考えられがちですが，これは大きな誤りです。詳しい原因はまだわかっていませんが，さまざまな要因が複雑に関与していると考えられています。
　専門家の間では，この病気について，多因子しきい説であろうとする考えが最も有力です。多因子しきい説とは，何か一つの原因によって病気になるというよりも，環境因子，遺伝要因など種々の因子が組み合わされてある一定の値（しきい値）を超えた場合に病気になるというものです。

4. 学童期に行われている治療

　口唇・口蓋裂児の家族にとって幼児期・学童期は，一次手術を終了し，手術前に比べ精神的にも安定しており，一般的に，この時期には口唇・口蓋裂の治療のほとんどが終了したというような感じを受けることさえあります。しかし，現状ではこの時期に治療・手術を必要とする多くの子どもたちがいます。言語の障害，中耳炎，顎や歯列の発育障害，審美上の問題など，この時期には子ども一人一人で治療の要否が，また，治療の開始時期が異なります。

(1) 口唇裂の再手術
　口唇裂は，生後4カ月前後に口唇裂一次手術を行います。しかし，なかには時間の経過に伴い，手術創を中心とした変形や瘢痕（はんこん）を生ずることもあります。過度の瘢痕，赤唇縁のズレなどは，子どもの社会生活などを考慮し，就学1年前ごろ（5歳前後）に修正手術を行うことがあります。
　修正手術の後にテープや装具（そうぐ）を使用する場合があります。いじめなどの対象にならないよう配慮をいただければと思います。

(2) 口蓋裂の再手術
　口蓋裂については，生後1歳6カ月ごろに口蓋裂の一次手術を行います。この手術によって，鼻咽腔閉鎖機能（鼻腔に息もれが生じないようにのどの奥を閉鎖する機能）の能力が高まります。一般的に，口蓋裂の子どもの約85パーセントは，自然にこの鼻咽腔閉鎖機能を獲得し，また母親指導を行って言語環境を適切に保つことにより，正常言語を習得します。
　残りの15パーセント程度の子どもは鼻咽腔閉鎖機能不全のため，呼気（息を吐くときの空気）の鼻もれによる開鼻声や構音（発音）異常が出現し，言語治療が必要になります。構音異常が歯の位置異常や口蓋の形態異常に起因するものでは拡大床を装着します。また口腔鼻腔瘻（上顎にあいている穴），鼻咽腔閉鎖機能不全などに起因するものでは，必要に応じ閉鎖

I．病気の原因と学童期の治療

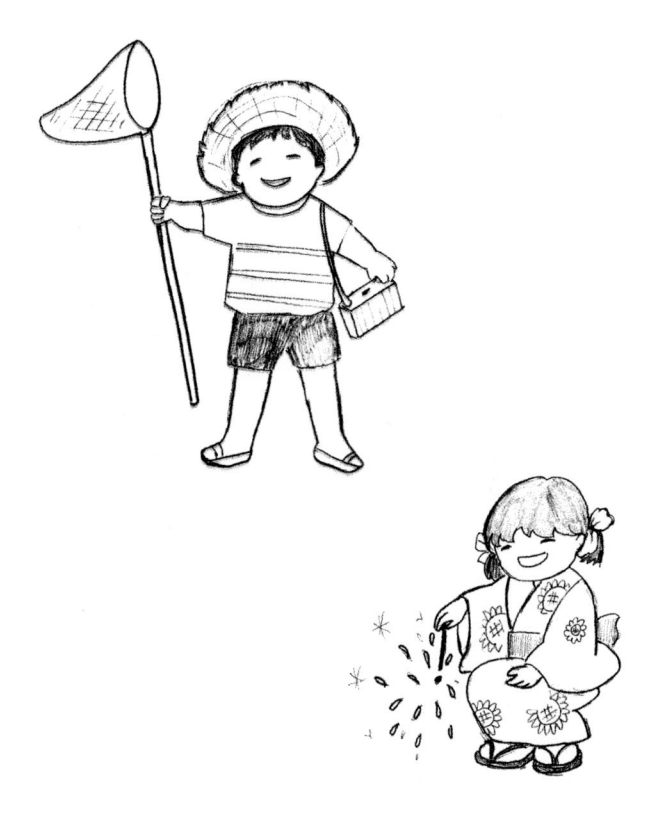

床や，スピーチエイドなどの発音補助具を使用します。さらに，適切な時期に口蓋裂の手術を施行する場合もあります。しかし最近では手術法の進歩により，口蓋裂で二次手術を必要とする子どもは減少していますし，スピーチエイドの装着などにより，手術をせずに言語の改善がみられる場合もあります。時々装置を口から取り出して友だちに見せていることがありますが，落としたりして破損の原因にもなりますから，むやみに取り出さないように注意をするなど配慮をいただければと思います。

また，口蓋裂を2回法で閉鎖する場合は，この時期に2回目の手術が行われることがあります。

(3) むし歯と歯列矯正について

口唇・口蓋裂があると歯の形態異常，欠損，歯列不正などが見られます。本人としては一生懸命歯磨きをしていても，磨き足りない場合には，それがむし歯の原因になります。歯の衛生と状態について気づいたことがあれば，保護者にお話し下さい。

歯列矯正の治療を受けている子どもが多く，学童期には本格化します。学校を早退・遅刻・お休みをして通院する必要がある子どももいます。

装置の種類によっては話しにくいなどの発音面，給食が噛みにくいなど食物摂取についても考慮を要する場合があります。

(4) 骨移植

口唇口蓋裂児の場合，近年は歯茎の裂の部分に骨移植を行うことが多くなっています。歯の萌出（生える）の誘導，咬み合わせの改善，口唇と鼻の形の改善を目的に行われます。手術の時期は8～10歳ごろですが，永久歯の生えてくる時期や矯正治療による上顎の拡大の進行状況で一人一人，異なります。入院期間はおよそ2週間で，手術後1カ月の間は運動制限があります。学校生活に支障がないように夏休みや冬休みなどに行われる場合が多いですが，部活動や運動会の練習時期などに重なることもあるかと思いますので，保護者と相談していただきますようお願致します。

(5) 中耳炎

　口蓋裂を有する場合，浸出性中耳炎にかかりやすいことが知られています。これは，口蓋裂のために耳管（耳と口と結ぶ管）の口側の部分にある筋肉の先天的な低形成や，筋力不足などさまざまな原因に由来していると考えられています。

　その割合は口蓋裂児の5割に達するという報告もあるくらいです。ですから，プールに入る場合には保護者が耳鼻科の医師より指示を聞いていることもありますので，ご確認いただければと思います。

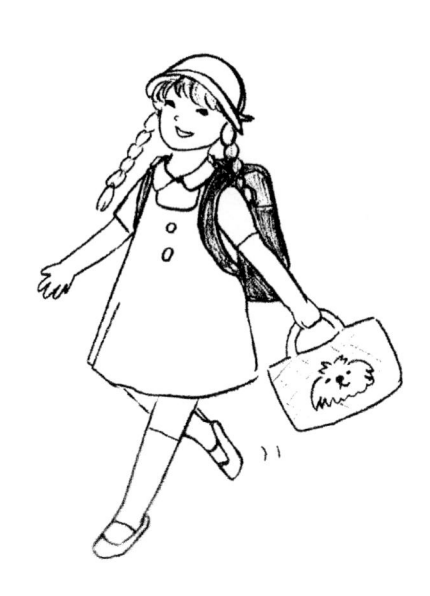

Ⅱ．先生へのお願い

　初めて対応される先生もいらっしゃるかと思いますので，各学科などについて具体的に書かせていただきます。それぞれのお願いについてご注意いただきたいのは，子ども一人一人，症状や家庭の環境がまちまちですから，事前に保護者と相談していただきますようお願い致します。

1．国　語

❀何回もの言い直しは避けて下さい

　口唇口蓋裂児のほとんどは，小学校入学時までに言語障害の治療を終えていますが，中には治療中の子どももいます。たとえ言語治療を終えていても，緊張したり早口で話すと聞き取りにくい場合が時々あるようです。現在は手術の進歩で以前のように空気が鼻に抜けることは少なくなったようですが，それでも，「た行」・「さ行」，また「ば」・「ぱ」，のように濁点などのつく音が聞き取りにくい場合があります。朗読や発言の際に間違った発音などが目立つ場合は，ゆっくり話すよう促し，言い直しは一度か二度ぐらいまでにしていただきますようお願い致します。本人は自分の発音に対して普段から少なからず劣等感を持っていますので，あまり何度も言い直しさせられますと，その気持ちがもっと強くなり，話すことがだんだんおっくうになってしまいます。

　小学校入学時ぐらいから発音がよくなったと感じることがあります。他人にわかるように話すということを，本人も自覚し始めた時期だからのようです。この時期に人と話すことが苦痛になりますと，成人しても，わかりにくい発音ではないにもかかわらず自分の話すことは人には通じないという間違った思い込みをしてしまうことがあるようです。ですからひどく発音が悪い子どもであっても他の子ども同様，発言させたり朗読させてやっていただきたいと思います。これらのことはその子どもの性格や治療

Ⅱ．先生へのお願い

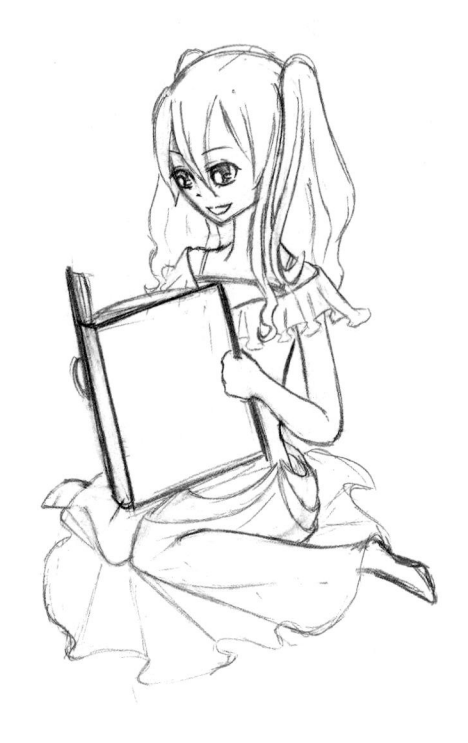

状況にもよりますので，ひどく発音が悪く不明瞭である場合は，先生のご判断で保護者とご相談していただければよろしいかと思います。

2. 音　楽

❋吹く力が不足がちです

　発音と同様，口唇口蓋裂の子どもは吹いたり吸ったりという力が不足していることが多いようです。たとえば，鍵盤ハーモニカ，リコーダー，ハーモニカなどは苦手なようです。空気が鼻から漏れてしまうことがあり音が弱かったりしますが，これは本人が怠けているのではありません。一生懸命練習していても一向に上達しない場合，その旨，保護者とご相談していただきたいと思います。

　しかし，すべての子どもが吹く力が不足しているわけではありませんので，この点にご注意をお願い致します。以前，口唇口蓋裂だからという理由で吹奏楽クラブに入部できないと言われたという話を聞いたことがあります。そう言われた先生は，おそらく口唇口蓋裂の子どもは吹く力が不足しているという誤った認識を持っていらした結果ではなかったかと思います。しかし，何度も言うようですが，これらについてもすべての子どもに当てはまるとは限らないという認識をしていただきたいと思います。

3. 給　食

❋食べるのに時間がかかります

　口唇口蓋裂児，特に口蓋裂児は上顎の発育が悪く咬み合わせがうまくいきません。また，それを治すための矯正器具を装着していることもあるため，食べるのに時間がかかる子どもがいます。給食の時間は，ただでさえ短いと言われています。10分や20分では食べきれない子どもがいるかもしれません。その場合，その子に食べようとする努力が見られるなら，無理に時間内に全部食べさせるような指導は避けていただきますようお願い致します。子どもにとってはかなり負担に感じられるようです。しかし，この場合もかなり個人差があり，他の子どもたちと同じように食べられる

Ⅱ．先生へのお願い　　*13*

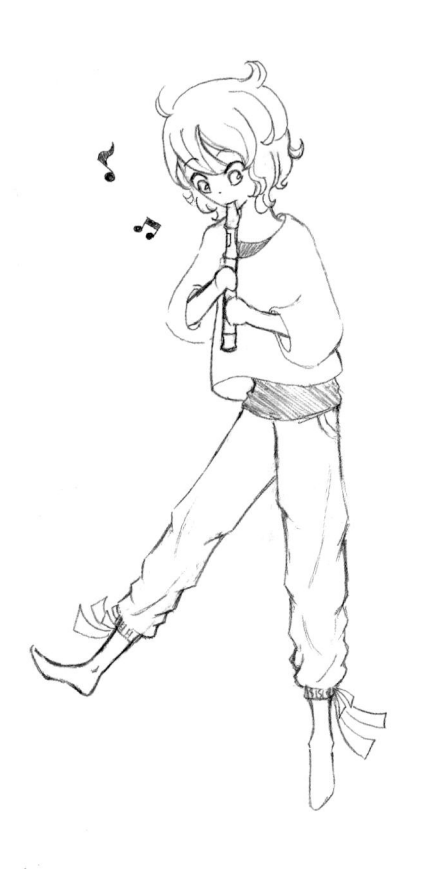

子どももいれば、そうでない子どももいますので、よろしくお願い致します。

　また、給食後の歯みがきを実施している学校では、保護者からの申し出があれば歯みがきの状況についても注意して下さい。

4. 学校生活の中で

❀矯正装置について

　口唇口蓋裂児の多くは小学校に入るころから矯正治療を始めます。その治療は特別なものではありませんが、その子その子で装置が違います。近ごろは矯正も一般化し矯正治療をしている子どもが多いようですから、それほど注意していただくことはないかもしれません。しかし、なかには矯正治療も兼ねたプレート（入れ歯のような物）を装着している子どももおり、低学年ですと知らない間に外してしまうことも間々あるようです。保護者からの連絡があるとは思いますが、注意をお願い致します。

❀正しい認識を持って接して下さい

　口唇口蓋裂だけでなく先天異常イコール遺伝というイメージで考える方が多いようです。確かにこの障害は500人に1人という確率で発生し、比較的多い障害ですが、これは本人も親も努力の及ばぬことですので、決して家系的なもののみに原因を考えていただくことのないようお願い致します。この辺に社会的偏見の原因があると思われ、親も本人も言われなき罪悪感にさいなまれているのが現状です。

　社会的偏見は、正しい認識のなさに起因していると思われます。この障害についての正しい理解をどなたにも持っていただきたいというのが私どもの願いですが、伝える機会がないのが現状です。まず、子どもと一番近い存在の先生に理解していただくことにより、その理解の輪を広げていきたいと思っております。

❀他の児童から質問を受けた場合

　子どもから質問を受けた場合、たとえば「どうして○○さんはことばが

II．先生へのお願い

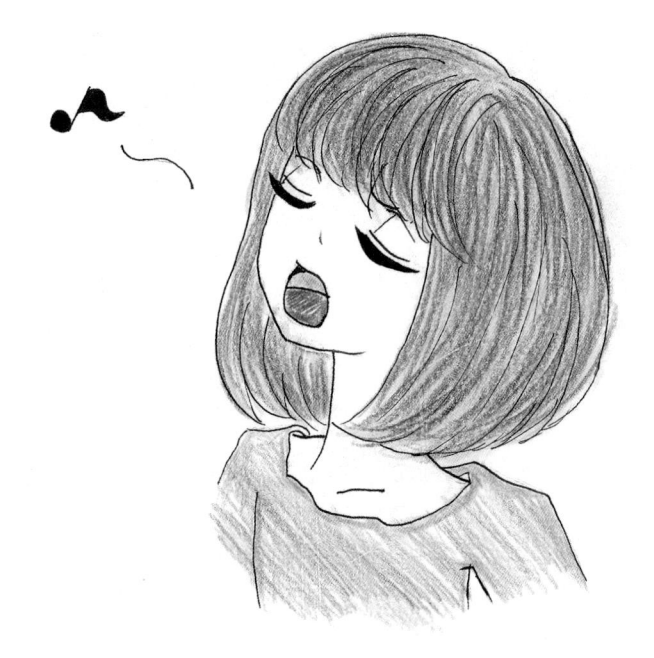

おかしいの」「どうして口の上に傷があるの」というような時,「○○さんはかわいそうなのよ」という言い方をしないでいただきたいと思います。こういう答え方は配慮をいただいているようで子どもたちには何の解決にもなりません。また,「○○さんは病気なのよ」という説明も子どもたち(本人も)に対して混乱を招くようです。子どもにとっては,病気は治療すれば治る一時的なものという考え方があります(特に低学年の子ども)。「早く治してしまえばいいのに」という優しい気持ちからの発言も,適切な時期まで手術を待たなければならない本人には負担を与えることがあります。また,傷痕などについては治すことができる病気の域を越えていますので,体質または個性ととらえていただくことを望みます。

「○○さんは口唇口蓋裂という生まれ方である」という説明は大変に難しいかとは思いますが,「みつ口」「兎唇」などの差別用語で説明されることのないようお願い致します。「お母さんのおなかの中で誰でも初めは唇や上顎が離れていて,ある時期がくるとくっつくのだけれど,その時に理由はわからないけれどくっつかないで生まれてきたから手術をしたのよ」というように,事実を曲げず真剣な態度で接していただくと,子どもはそういった先生の態度で納得するようです。

<u>この場合,家庭によっては,本人に障害について知らせていない場合がまれにあります。このような時,他の子どもにどのように説明すればいいのか保護者にご相談下さい。</u>

❀いじめが存在していたら

一言で「いじめ」と言ってもいろいろなケースがあると思います。クラスの中で孤立してしまう。ある特定の子どもだけにいじめられる,何かあると障害の部分を取り立てて言われる。また,本人だけでなく兄弟までもが「いじめ」の対象になっているケースもあります。どの「いじめ」に遭遇しても本人にとって言い知れない屈辱と悲しさを感じさせられることには変わりないと思います。

解決方法はその状況や当事者の性格にもよると思いますが,ホームルームなどの時間に本人に自分のことを話させたり,話すことが苦手であれば書かせて読ませるなどして,いじめられることの寂しさや辛さを伝えさせ

るのもいい方法ではないでしょうか。その時，先生の方から口唇口蓋裂についての詳しい説明や，通院のため学校を休まなければならない日もあるということなどを話していただきますと効果があるように思われます。また，このような時間を取っていただく場合には，事前に保護者や本人とよくご相談いただけますと一段とよい結果が得られると思います。

　人の容貌についてあれこれ言うのはつまらない，ということを子どもたちに教えていただけたら『偏見』の土台を崩せると思います。また，『人を思いやる心』を持つよい機会となるやもしれません。

　先生方には助けていただかなくてはならないことばかりですが，真の理解をお願い致します。

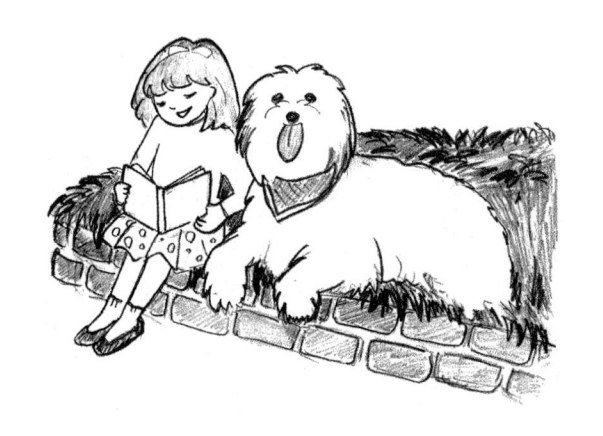

Ⅲ．現場の先生のお話から

1．小学校1年を担任された先生から

❀先生から

　図工の時期に好きな絵を描くよう指導している時「なに描いているの」と尋ねてみると，答えている言葉が何かまるでわからなかった。二，三度聞いてみたが，そのうち本人が「いい，いい」と言って，黙ってしまった。その時はそれ以上聞くのも本人によくないのではと思いそのままにしてしまったが，後になって，やはりわかってあげなくてはと，「さっき何描いていたの，もう一度教えて」とゆっくりした気分で尋ねた。すると子どもは初め少し困惑したようだったがゆっくり大きな口を開けて，「道路」と少し言いくそうだったが，はっきり答えてくれました。子どもも私もわかったことでとてもスッキリ幸せな気分になれたような気がしました。

❀母親から

　この話を先生からお聞きした時，ありがたいと思いました。子どもにとっては舌を上顎につけて発音することが苦手で，聞き返されたりするとどうしても萎縮してしまって，さらに聞き取りにくくなってしまうようです。しかし，人にわかってもらわなければならないということを自覚し，発言の場もつくっていただくことによって，現在ではほとんどの言葉が聞き取れるようになりました。同じように言い直しさせる時でも，先生が子どもの言っていることを本当に知りたいという情熱と，子どもをリラックスさせるゆとりを持って接して下されば，よい方向に進むと感じました。義務的なところで子どもに発音云々を指導していただいても，子どもには劣等感ばかり強くなるような気が致します。

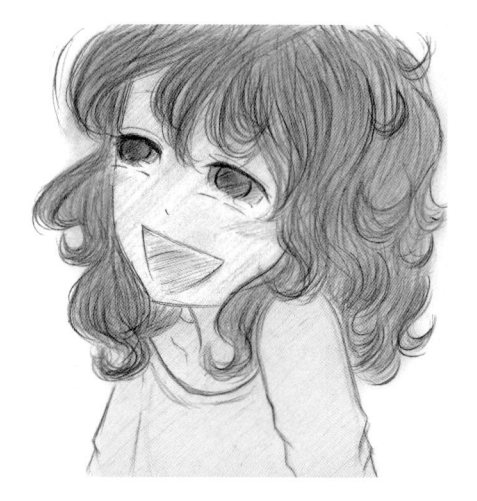

Ⅲ. 現場の先生のお話から　19

2．先生のお話から（その1）

❀先生から

　口唇口蓋裂の児童だからといって特別何も問題はなかった。保護者の方は心配していらっしゃるようだったが，学科面においても生活面においてもさしたる心配はなかった。変に保護者の方が敏感になられると，かえって子どもが劣等感を持つような気がします。他の子どもたちも保護者の方がご心配なさるほど気にしていないように思う。何度も言うようですが，何もこれといった特別な配慮はしてないが何も問題はなく，子どもは元気に学校生活を送っている。

❀母親から

　大きな問題になることは少ないかもしれません。でもそれだけに，子どもが傷ついても見のがしてしまうことがあるのではないでしょうか。数えあげたらきりがないほどの中傷や冷たい視線に，子どもたちは想像以上に傷ついているのです。でもそれはまた，子どもが自分で乗り越えていかなくてはいけないことでもあるのです。先生方に特別な対応を望んでいるわけではありません。ただ，子どもたちは小さな身体で真正面から障害に立ち向かっているということを理解していただきたいのです。

3．先生のお話から（その2）

❀先生から

　保護者の方から発音のことについては伺っていたので，あまり言い直しはさせないようにし，私の方で正しい発音で何気なく繰り返すようにして指導しました。一つ問題だと感じたのは，子どもが間違って発音している言葉を間違った字に置き換えてしまうことが時々あるということです。その点は保護者の方はご存じなかったようで驚いていらっしゃいました。

❀ 保護者から

　先生の方から，間違った発音をそのまま字にしてしまうことが時々あるとお聞きして驚きました。それから気をつけるようにしております。

4．その他

　これは先生方には直接関係ないかもしれませんが，入学前の健康診断の時に，校医の歯科医師が子どもの口の中を見て「これはひどい，珍しいから見てみなさい」と看護師を呼び寄せたそうです。それでまわりに他の子どもも集まってしまい，その時親とは離れていますので，子どもはひどく傷ついて後で「もう学校へ行きたくない」と訴えたそうです。

　入学前の検査では，事前に健康調査のようなものを提出していると思います。口唇口蓋裂であるという記入がしてあったかはどうかはわかりませんが，もし事前にわかっている場合は，校医の先生にご配慮を促していただけますとありがたく思います。学校の歯科検診の時にひどく傷ついたという事例を，他に同じようなことで２件ほど聞いています。

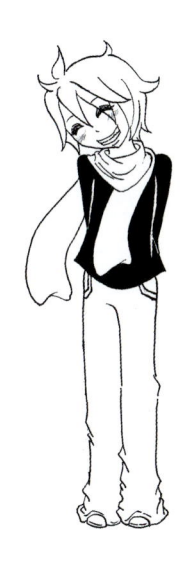

Ⅳ．子どもの作文から

❀ある少女の叫び

　いくら神のさだめであれ，わたしは神をうらみます。わたしもみんなと一緒に生まれたかった。笑っても何もおかしくない顔に生まれたかった。人から見られると見せたくなくて手でついつい覆ってしまいます。
　避けられたり，バイ菌あつかいされたり……。
　わたしは人間です！　化け物ではありません。なのにどうしてそんなにみんなは冷たくあたるのですか。わたしはあなたたちと同じ人間です。そんな冷たいまなざしで見ないでください。あなたたちの態度がわたしには耐えられません。

中3　A子

❀少年の声

　僕は入学式の時とってもこわかったです。幼稚園の時，はなつぶれとよくいわれたので，みんながまた何かいうのではないかナーと思うとこわくてこわくてずーっと，鼻をかくしていました。でも，みんな笑ってくれました。たけちゃんは僕といっしょのクラスになれたことを，本当にうれしそうに笑ってくれました。岡先生も僕の目を見てお話ししてくれて笑ってくれました。とってもうれしかったです。小学校に入ってから幼稚園の時のように，はなつぶれという人はいないです。どうして鼻がつぶれているのときく人はいるけど，いじわるくきく人はいません。だからとってもうれしいです。つだ先生も岡先生のように僕の目を見て笑ってくれます。だから僕はうれしいです。バスの中で時々僕の鼻をじっと見てる人がいるけれど，学校ではみんな僕の目を見てくれるからとってもうれしいです。

小3　男子

V．親の立場から

1．母親として

　10カ月もの長い間，体内で慈しみつづけたこの世でたった一つの生命が，その待ち続けた誕生を，手放しの喜びで迎えることができなかったという口惜しさは，今も私の心のどこかで生き続けている。誕生するすべての子どもたちが健常ではないという事実はわかっていたはずだ。しかし，たとえどんな障がいを持っていたとしても，心でしっかりと受けとめる準備をしている母親は何人いるであろう。

　口唇口蓋裂で誕生したわが子を初めて抱いた時，多かれ少なかれ親は不安と悲しみを感じたに違いない。しかし，なぜそんな不安と悲しみを感じなければならないのか，今，疑問に思う。私は山の中でこの子と二人で暮すことができれば悲しくもないものを，とその時思った。対社会が，世間に面と向うことが，私の悲しみのすべてだったのかもしれない。

　親がこんな気持ちでどうする。この子を育てていく間に私はいろいろな方から「普通の子のように育てなさい」とよく言われた。「普通の子」っていったい何なのであろう。障がいがあることが普通ではないのか，多くの疑問が心をふさぐ。機能的に不都合があるところは治療し，治療しようがないところについてはその人の個性となぜ受けとめることができないのか。障がいばかりに目がいってしまっては，その人のすべてが見えないのは当然である。世間が社会がもっと個々の障がいについて理解し，自然に受け入れてくれたなら，親も本人も言い知れぬ不快を感じなくてもすむような気がする。

　しかし社会を変えるために，まず親が変わらなくてはならない。いまだに子どもの障がいを隠せるものなら一生隠し通したいと思っている親がいるが，それは子どもにも親自身にも多大な負担になる。

口唇口蓋裂は，医学の進歩とともに機能的にはほとんど不都合がないほどに回復する障がいにもかかわらず，機能の回復と共に傷や鼻の歪みがわからなくなるように，美しく美しくと望むようになる。医師もまわりもそれがすべてのように感じているように思う。本人がそれを望むのなら治療の進歩に伴い何度も手術を繰り返せばよいが，本人が美しくなるという命題に疑問を感じたなら，あとは本人の判断に任せるべきであると思う。
　親はどうしてもわからなくしたい，きれいにしたいという思いが強く，真実を見ないように本人の意志を曲げてしまいがちである。小さいころから「障がいに負けるな，強い子になれ」と願い続け，一方ではそれに反するように「お前は普通の子だ，障がい児ではない」と言い続ければ本人は迷うばかりではないかと思う。自分の子を障がい児ではないと言い切る親が多いのは，障がいに対して根強く残る世の中の偏見が「障がい児は劣っている」という解釈に結び付いてしまうと恐れているからではないだろうか。
　児童期に唇や鼻の歪みについていじめられたと悩んでいる子どもに対し「大きくなったらきれいにしてもらうから心配ないのよ」と親が答えたとしたとしたなら「そうか大きくなったらきれいに治すのか」と安心すると同時に，今の自分は醜く否定されていると思うのではないだろうか。傷があろうがなかろうが，鼻が歪んでいようがいまいが何らその子の人格に関係がなく，どんな子であっても一人一人が貴い生命であるという当然の事実を知らせるよう努力すべきであろう。
　親に限らず大人はいつもそうした毅然とした態度で，人は一人一人が愛されるべき存在であるということを示す必要がある。親をはじめ先生やまわりの大人たちの接する態度一つで子どものその後の性格を決定づけてしまうことが多い。人を思いやる心，他人の慈しみがわかる心，どんな人に対してもその人格を尊び理解する心，そんな心の持てる人に育てることができれば，大人として，親としてその義務を果たしたことになるだろう。そんなことは空論であり現実的でないと言われるかもしれないが，それが空論でもなく，理想主義でもない社会こそ望ましい人間形成をなしうる社会なのではないだろうか。

V．親の立場から　25

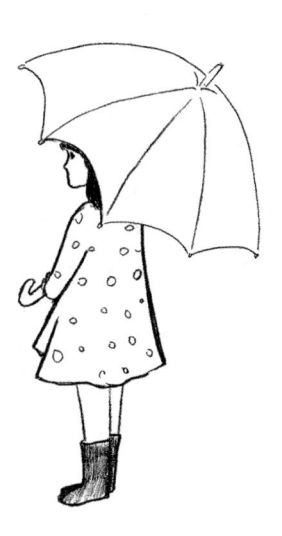

2. 父親として

　この子が生まれた時，夫として妻を支えてやらねばと思った。「二人でこの子の幸せのために頑張ろう」と妻を慰めもした。子どもの体重が増えないといって必死になってミルクを飲ませる妻の姿を見て，自分は父親としての役割をどこに置くべきか悩んだりもしたが，あの時自分は息子の存在をどう受け止めようかと恐れていたように思う。より健常児に近づくよう医師に頼り，どれだけの費用が掛かろうとも治してやることが息子の幸せであり望みであると勘違いしていたような気がする。息子はありのままの自分を見て欲しい，障がいは自分が生きていくうえで何の障がいにもならないのだと，小さい時からずっとそのことを私に理解して接して欲しかったのだろう。そのことが最近やっと私自身わかってきた。それも息子の言葉からである。
　ある日，私が鼻が歪んでいることなど気にすることはない，自分に自信があればそんなこととやかく言う人はいないというようなことを話すと，息子は「僕の鼻はこのぺちゃんこの鼻でいいの，これが僕の鼻でこれが僕自身で，まっすぐになってもべつに僕は変わらないよ」と言ったのです。その言葉を聞いたとき私は自分が恥ずかしくなると同時に，彼に対して障がいに打ち勝つような強く優秀な子になれと知らず知らずのうちに言い続けていたことが情けなく思われました。言い知れない慈愛に満ちた心を持つよう自然な気持ちで育てればそれでよかったのだと気づき，そうした本来持つべき当然な親の姿勢がかけていたことは情けなく，父親として恥ずべきことだったと思います。
　頭では障がいを隠す必要はなく，障がいが息子の汚点ではないと考え続けていたのですが，やはりどこかでそれが息子の将来に大きな影を落とすのではないかと，脅えていたのだと思います。どこかで息子を否定していたのかもしれません。息子がかけがえのないたった一つの命であって私がどれほど愛しているかを伝えること，これが父親としての役目であるとやっと認識できたような気が今しています。

Ⅴ．親の立場から

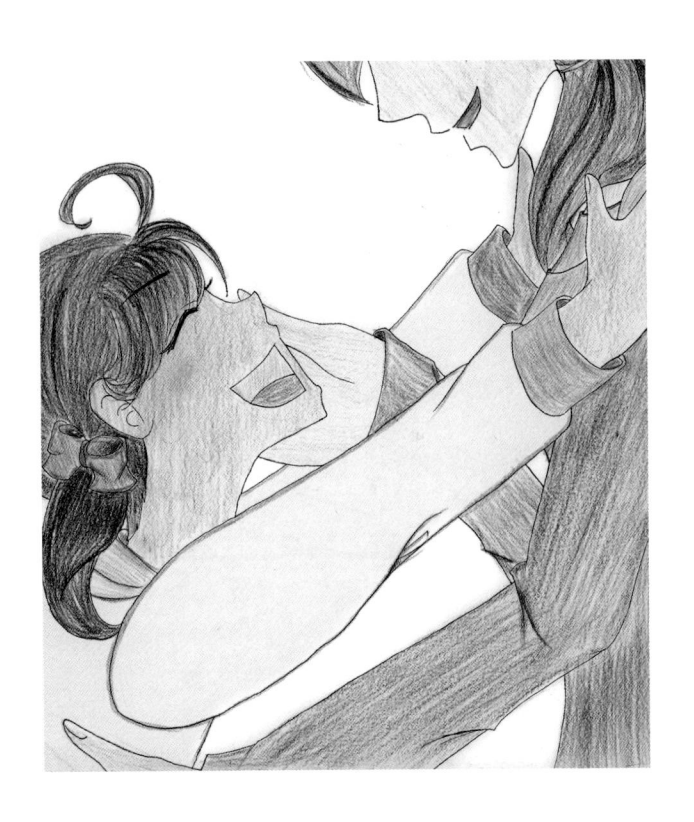

28

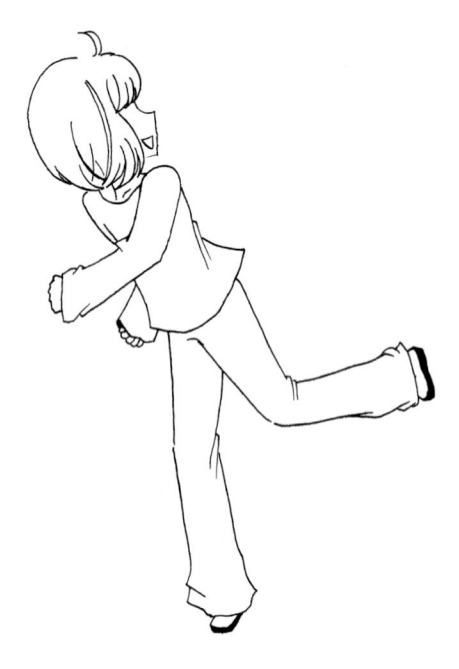

おわりに

　子どもはまわりの大人たちから「障がいに負けるな，強くなれ」と励まされ，それに反するように「そんなものは障がいではない，気にするな」と言われ続け，そしてまた，「大きくなったら美しくなる，きれいになるからね」と今の自分を否定され続けているように思います。

　きれいになること，傷あとがわからなくなること，それが子どもの幸せであると信じこんでいる大人たちは，鼻が曲がり，傷あとが残る子どもたちを否定し続けていることに気がつきません。人に知られたくない，一刻も早い手術を望んでいることによって。

　子どもにはいろいろな生まれ方があり，口唇口蓋裂もその他の障がいも，すべてその生まれ方の一つであるという，本来の考え方を忘れてしまっています。

　きれいになることを最終目的におかれてしまった子どもたちは，自分の意志を曲げてまで，きれいになることを追求していきます。小さいころ，いじめをうけたり，自分を否定され続けた経験を持つ子どもは，特にそのように思われます。しかし，傷あとは決してなくなりません。ただ少し目立たなくなるだけです。子どもたちは，どこかで自分を肯定しよい意味での開き直りをしなければならないのです。子どもたちは，必死に自分を認識し肯定していくよう努力しようとしています。その基礎が学童期に築かれていくと感じられます。

　障がいを持っていることが不幸なのではなく，その障がいがもとで理不尽な扱いをうけたり，辛い思いをさせられたりすることが不幸なのです。障がいあるなしにかかわらず，すべての子どもたちの命は尊ばれ，愛されていなければなりません。その存在を否定することは誰にもできないのです。誰もがノーと言うことができない建前論であるかもしれませんが，そのことを私たちは常に伝えていきたいと思っています。

　私たちの気持ちを理解していただき，子どもたちをあたたかく見守っていただきますようお願い申し上げます。

編集委員：夏目長門　諸田真澄
イラスト：夏目由美　夏目長奈
　協力：口唇口蓋裂児親の会『たんぽぽ会』
　　　　稲葉なつる　櫻井律子

口唇口蓋裂児　学童期の理解のために
――先生へのお願い――

2012年6月20日　第1版　第1刷発行

編　集　特定非営利活動法人　日本口唇口蓋裂協会
　　　　〒464-0055　名古屋市千種区姫池通3-7-101
　　　　TEL 052-757-4312　FAX 052-757-4465
　　　　E-mail：jcpf@jcpf.or.jp

発　行　一般財団法人　口腔保健協会
　　　　〒177-0003　東京都豊島区駒込1-43-9
　　　　TEL 03-3947-8301　FAX 03-3947-8073
　　　　振替　00130-6-9297
　　　　http://www.kokuhoken.or.jp/

乱丁・落丁の際はお取り替えいたします．　　印刷・三報社印刷/製本・愛千製本
ISBN978-4-89605-281-7 C0047
©Nihon Koushinkougairetsu kyoukai 2012. Printed in Japan
本書の内容を無断で複写・複製・転写すると、著作権・出版権の侵害となることがありますのでご注意ください。

JCOPY 〈(社)出版者著作権管理機構　委託出版物〉
　本書の無断複写は著作権法上での例外を除き禁じられています。複写される場合は、そのつど事前に、(社)出版者著作権管理機構(電話 03-3513-6969、FAX 03-3513-6979、e-mail：info@jcopy.or.jp)の許諾を得てください。